AF613498

CONTRIBUTION A L'ÉTUDE

DES

INDICATIONS DE L'IRIDECTOMIE

DANS LA CATARACTE

PAR

Le Docteur PINEL-MAISONNEUVE

Ancien interne des hôpitaux de Paris
Médaille de bronze de l'Assistance publique

PARIS

G. STEINHEIL, ÉDITEUR

2, RUE CASIMIR-DELAVIGNE, 2

1887

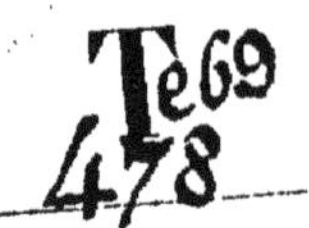

CONTRIBUTION A L'ÉTUDE

DES

INDICATIONS DE L'IRIDECTOMIE

DANS LA CATARACTE

HAVRE. — IMPRIMERIE DU COMMERCE, 3, RUE DE LA BOURSE

CONTRIBUTION A L'ÉTUDE

DES

INDICATIONS DE L'IRIDECTOMIE

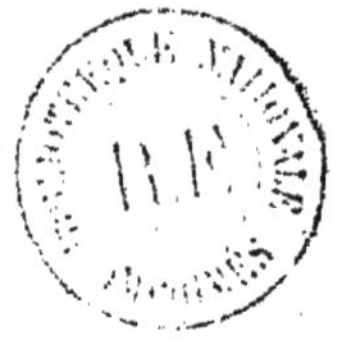

DANS LA CATARACTE

PAR

Le Docteur PINEL-MAISONNEUVE

Ancien interne des hôpitaux de Paris
Médaille de bronze de l'Assistance publique

PARIS
G. STEINHEIL, ÉDITEUR
2, RUE CASIMIR-DELAVIGNE, 2

1887

CONTRIBUTION A L'ÉTUDE

DES

INDICATIONS DE L'IRIDECTOMIE DANS LA CATARACTE

AVANT PROPOS

Nous tenons essentiellement à remercier ici M. le Dr Fieuzal, médecin en chef des Quinze-Vingts ainsi que notre ami le Dr G. Trousseau, médecin en second à la Clinique nationale des Quinze-Vingts pour la bienveillance et l'affabilité avec laquelle il nous ont permis de prendre les matériaux de ce modeste travail, à la Clinique nationale d'ophtalmologie qui est si riche en maladies des yeux de tous genres.

Tous mes remerciements également à M. Daguilon, interne du service, qui a eu la complaisance de me procurer nombre d'observations.

CHAPITRE PREMIER

QUELQUES MOTS D'HISTORIQUE

Il y a environ vingt-cinq ans que Jacobson de Kœnigsberg, généralisa le premier l'extraction combinée de la cataracte, c'est-à-dire avec iridectomie ; il excisait la portion de l'Iris qui avait été contusionnée au moment du passage de la cataracte. Un peu plus tard de Graefe, vers 1860, inaugura la méthode qui porte son nom, pour prévenir les accidents inflammatoires. Le célèbre ophtalmologiste de Berlin obtenant de beaux résultats, il y eut bientôt un véritable engouement pour son procédé, surtout après la publication de son fameux mémoire, et l'extraction à lambeau tomba presque dans l'oubli. Puis, peu à peu, on reconnut que l'extraction combinée de de Graefe donnait lieu à de sérieux mécomptes. On eut des issues du corps vitré, des hémorrhagies dans la chambre antérieure et des ophtalmies sympathiques. Aussi les ophtalmologistes modifièrent-ils totalement l'incision, et au lieu de faire l'incision parabolique de de Graefe avec presque plus de lambeau et en plein tissu scléral ; on baissa l'incision et on la fit en pleine cornée. On a donc pu dire avec raison que du procédé de de Graefe il ne reste plus que le couteau ; il reste aussi l'iridectomie qui, dans nombre de cas, rend de grands services.

Retour au procédé français de Daviel.

Depuis trois ou quatre ans on abandonne l'extraction combinée et l'on revient au vieux procédé français, à celui de Jacques Daviel, à l'extraction à lambeau. En tête des chirurgiens qui remettent en honneur le procédé sans iridectomie nous citerons le M. le professeur Panas dont la compétence dans cette matière est fort grande; MM. les Drs Fieuzal, de Wecker, Abadie, Galezowski, presque tous les ophtalmologistes français qui ont à peu près complètement abandonné la méthode allemande.

Nous désirons faire remarquer que depuis de longues années notre excellent maître M. le professeur Le Fort préfère l'incision de Daviel au mode opératoire de de Graefe. D'ailleurs, nous ne pouvons mieux faire que de citer textuellement ses paroles, dans l'édition de 1877, du *Manuel opératoire* de Malgaigne (Tome 2, page 107).

« De tous les procédés, quel est celui qu'on doit pré-
« férer? faut-il adopter la méthode allemande qui com-
« porte l'iridectomie, ou conserver la méthode de Daviel
« qui la repousse? Plusieurs questions doivent être exa-
« minées et tout d'abord celle de l'iridectomie.

« Vers 1864, lorsque je suivais à Berlin la clinique de
« de Graefe, l'iridectomie était faite dans le but de pré-
« venir l'apparition des accidents inflammatoires; plus

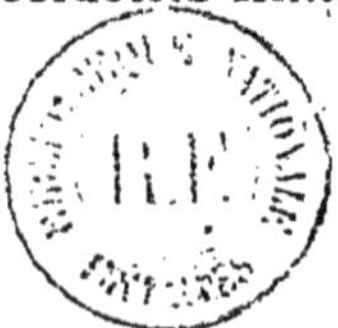

« tard, on se contenta d'y avoir recours pour permettre « la sortie plus facile du cristallin.

« L'iridectomie est une complication opératoire; elle « n'offre, dans beaucoup de cas, que des inconvénients « sans compensations, et laisse une difformité. D'une « manière générale, je la repousse; mais de Graefe nous « a rendu un immense service en nous montrant que « cette section de l'iris n'a pas les dangers qu'on lui attri- « buait il y a 30 ans; si donc l'iris, repoussé par le cris- « tallin, vient faire issue au dehors, s'il semble devoir « s'enclaver entre les lèvres de la plaie, il ne faut pas « hésiter : l'iridectomie doit être pratiquée. De même, on « voit des malades chez lesquels l'atropine ne parvient « pas à dilater largement la pupille; chez ceux-là, on peut « être assuré que le cristallin n'opérera que difficilement « une dilatation mécanique de l'ouverture pupillaire; « dans ces cas, il faut, avant d'ouvrir la capsule, pratiquer « l'excision de l'iris. En un mot, l'iridectomie a ses indi- « cations dans l'opération de l'extraction, elle ne doit pas « être pratiquée toujours et quand même.

« Pour moi, j'emploie une incision analogue à celle « de Daviel elle me paraît répondre à toutes les indica- « tions. Je fais la ponction et la contre-ponction un peu « en deçà de l'équateur de l'œil en empiétant sur le bord « de la sclérotique. Je pratique l'incision de manière à « aboutir en haut à peu près à la circonférence extérieure « de la cornée.

« J'évite de cette façon l'incision de la conjonctive et « l'inconvénient trop fréquent de voir quelques gouttes « de sang tomber dans la chambre antérieure, au mo-

« ment où on soulève le lambeau pour introduire le
« kystistome. Je ne pratique de propos délibéré, et avant
« l'ouverture de la capsule, l'iridectomie que si l'atropine
« n'a pu parvenir à dilater suffisamment la pupille, je la
« pratique de même lorsque pendant l'opération l'iris
« fait hernie, ou a été accidentellement atteint par le
« tranchant du couteau. »

Nous nous rallions presque complètement aux paroles si judicieuses que nous venons de citer; en somme, M. le professeur Le Fort est éclectique, il ne pratique pas toujours et quand même le procédé de Daviel, nous croyons qu'en ophtalmologie, aussi bien qu'en chirurgie générale, il ne faut pas être trop doctrinaire ni exclusiviste ; il faut emprunter à chaque procédé ce qu'il a de meilleur, nous pensons donc que dans l'extraction de la cataracte on ne peut pas poser en principe qu'on ne fera jamais l'iridectomie, pas plus qu'on ne doit, de parti pris, faire quand même l'extraction combinée.

On a reproché à l'iridectomie bien des méfaits : c'est une mutilation de l'œil, cela est vrai, mais quand elle est petite, elle est facilement masquée, quoi qu'on en dise par la paupière supérieure; cette mutilation est parfois indispensable pour sauver l'œil, pour parer à la hernie de l'iris, ce *véritable cauchemar*, dit Critchett, de toutes les opérations avec extraction à lambeau sans iridectomie.

CHAPITRE II

MANIÈRE D'OPÉRER

A notre avis, la même incision suffit, qu'on fasse l'extraction simple ou combinée.

Notre intention n'est pas de passer en revue les différents procédés employés pour inciser la cornée. Toutes les incisions ont été tentées; chacun a voulu avoir la sienne; en somme le meilleur procédé c'est de faire un petit lambeau en sectionnant soit la moitié, soit les deux cinquièmes de la cornée, suivant le volume présumé du cristallin; nous pensons qu'il ne faut jamais craindre de faire le lambeau trop grand; si on a un lambeau trop petit, le cristallin ne peut sortir ou est extrait très péniblement; l'iris est fortement contus et l'on se voit obligé de faire l'iridectomie.

En résumé, si l'on veut faire de propos délibéré l'extraction simple, il faut un grand lambeau pour pouvoir extraire facilement un cristallin volumineux; c'est là une vérité qui n'a pas besoin d'être démontrée. Le sommet du lambeau devra, autant que possible, se trouver dans le limbe scléro-cornéen; mais on comprend combien il est difficile de rentrer exactement dans les limites précises qu'indiquent les auteurs ; il faut pour cela une habileté de main extraordinaire, qu'on n'acquiert qu'avec une grande habitude opératoire.

La main n'est pas un instrument de précision, elle est sujette à dévier, à des mouvements involontaires ; elle subit malgré elle les mouvements de l'œil opéré en dépit de la cocaïne et de la pince fixatrice ; aussi les lambeaux ne peuvent jamais être identiques les uns aux autres ; il faut leur laisser une petite latitude, le moins possible, il est vrai, mais en vérité, on ne peut tracer dans un cercle invariable son incision aussi aisément qu'on le ferait sur le papier. Quoi qu'il en soit, le lambeau devra toujours être en plein tissu cornéen, et la ponction et la contre-ponction doivent être faites un peu au-dessus de l'équateur de l'œil.

Critchett fait sa contre-ponction à un ou deux millimètres *au-dessus* du niveau où il a fait sa ponction, puis il termine en faisant décrire au couteau de de Graefe un arc de cercle ayant pour pivot le sommet de la lame ; de cette façon, on a un lambeau parfaitement circulaire et s'appliquant mieux sur la lèvre postérieure de l'incision.

Un mot sur l'iridectomie.

Nous n'avons pas l'intention de décrire ici le manuel opératoire de l'extraction de la cataracte, disons seulement quelques mots de l'iridectomie et de son manuel opératoire.

Souvent, lorsque l'incision est faite, l'iris fait hernie

entre les lèvres de la plaie; il faudra alors le saisir avec une grande délicatesse sans le tirailler; c'est un temps très difficile, et en même temps assez douloureux, aussi les malades ont-ils tendance à remuer, malgré les instillations de cocaïne; nous croyons que la douleur est provoquée par les tiraillements des insertions ciliaires de l'iris; quand l'iris ne fait pas hernie, on pourra, comme le recommande Chibret de Clermont, aller le chercher sans le secours de la pince, avec la pince-ciseaux et on pourra le sectionner en un temps, quand on voudra ne faire qu'une très petite iridectomie. Mais, la plupart du temps, il faudra saisir l'iris avec une pince fixatrice et, comme le recommande Bowman, on doit *faire la section en trois temps bien distincts;* d'un premier coup de ciseaux on coupe l'iris à l'un des angles; d'un second on l'incise au milieu, et d'un troisième on finit la section en détachant l'iris de l'autre angle. De cette façon, l'on évitera les enclavements de l'iris aux angles de la plaie; on sait que ces enclavements sont un des défauts les plus grands de l'extraction combinée avec iridectomie; nous croyons qu'on pourra presque toujours éliminer ce grand désavantage en faisant l'iridectomie en trois temps, et en rasant bien les angles au niveau de la plaie cornéenne. Mais nous ne saurions trop y insister. Quant à la grandeur de l'iridectomie, elle sera fort variable, il n'est pas besoin dans la plupart des cas de faire une large iridectomie qui, outre qu'elle est disgracieuse, a en plus des désavantages dont nous parlerons plus tard.

Beaucoup d'opérateurs sont partisans d'une très petite iridectomie.

Maklakoff, de Moscou (voir *Archives d'ophtalmologie*, 1884) ne fait pas l'iridectomie mais la sphincterotomie, en somme il opère tout de même par extraction combinée, et la seule différence est dans les dimensions de l'iridectomie.

Ch. Bell Taylor (*Lancet*, 8 mai 1886) procède de même, dans certains cas, il essaie de préserver la pupille tout en gardant l'avantage de l'iridectomie, il excise seulement la périphérie, laissant intact le sphincter libre dans la chambre antérieure; il y voit un double avantage optique et esthétique, mais il avoue que ce procédé est d'une exécution difficile.

C. Jeaffreson, de Newcastle, est également partisan d'une très petite iridectomie qu'il fait pour faciliter la sortie des masses corticales lorsqu'elles sont abondantes.

Dans la séance du 12 janvier 1886 de l'Académie, M. Perrin dit que depuis 1873 il a renoncé au procédé de de Graefe pour revenir à celui de Daviel, mais cependant il fait dans nombre de cas l'iridectomie partielle, parce que celle-ci remédie aux contusions de l'iris, ainsi qu'au prolapsus qu'il trouve dangereux de réduire. En 13 ans il n'aurait eu ainsi que 3 accidents; il est vrai, comme le fait remarquer judicieusement M. le professeur Panas, dans une réponse à cette communication que M. Perrin oublie de donner un détail qui est capital, c'est le nombre de ses opérés, pour pouvoir établir le pourcentage.

D'ailleurs, quand on consulte les statistiques des ophtalmologistes, on est étonné de n'y trouver aucun détail qui pourrait renseigner, à cet égard, sur la valeur comparative des deux procédés en présence : l'extraction avec ou sans iridectomie.

De l'Iridotomie.

Nous ne dirons que quelques mots de l'incision de l'iris : l'iridotomie. On sait que dans certains cas, Daviel la pratiquait, pour permettre au cristallin une issue plus facile ; maintenant elle est bien rarement pratiquée pendant l'extraction, on la fait bien plus souvent après, pour les cataractes secondaires et dans les cataractes congénitales zonulaires.

Il nous semble que cette opération pourrait, dans certains cas, être substituée à l'iridectomie dans l'extraction de la cataracte, surtout lorsque l'iris est rigide, tendu et la pupille contractée, cela faciliterait singulièrement la sortie du noyau cataracté ; on n'aurait pas les tiraillements des insertions ciliaires de l'iris et la déformation serait très peu appréciable ; il est vrai que les indications de l'iridotomie comparées à celles de l'iridectomie sont beaucoup plus restreintes, mais elles n'en existent pas moins ; quant au manuel opératoire, il a été singulièrement facilité depuis que de Wecker a substitué au couteau, dont se servait de Graefe, ses ciseaux-pinces, dont une branche est mousse et l'autre pointue.

Comme le fait remarquer avec raison notre ancien collègue, le Dr Bettremieux (*Etude sur l'extraction de la cataracte*. Thèse de Paris, 1885), il y a plusieurs sortes d'iridectomies.

Iridectomie préparatoire ;
Iridectomie primitive ;
Iridectomie secondaire ;

Un mot seulement de l'iridectomie préparatoire, celle que l'on faisait quinze jours, trois semaines avant l'opération; mise en vogue par Mooren, elle n'a pour nous que des désavantages pour le malade, qui subit ainsi deux opérations, et si elle est avantageuse ce n'est que pour le chirurgien, ce qui est absolument insuffisant.

Certes, il y a certains cas, fort rares d'ailleurs, où il sera sage de faire l'iridectomie préparatoire, préventive ; c'est dans les cataractes à tendance glaucomateuse ; c'est l'avis de Arlt ; c'est également celui de M. le professeur Panas ; dans ces cas seulement il faudra la faire environ deux mois avant d'opérer ; on pourrait toujours tenter auparavant de diminuer le tonus exagéré au moyen d'une ou plusieurs sclérotomies.

Dans tout autre cas, l'iridectomie préparatoire nous paraît mauvaise.

CHAPITRE III

INDICATIONS DE L'IRIDECTOMIE PRIMITIVE

On doit, dans certains cas assez nombreux encore, faire de propos délibéré l'extraction avec iridectomie pour plus de sûreté opératoire.

Indications dépendant des circonstances extérieures. — Parfois, c'est le milieu extérieur qui imposera au chirurgien l'excision de l'iris : Ainsi il y a une grande différence entre les malades que l'on opère en ville et ceux qu'on opère dans les cliniques ; dans ce dernier cas, on n'a pas constamment les malades sous la main pour surveiller leur état et surtout le pansement, qui influe si considérablement sur le résultat ultérieur de l'opération ; pour ces malades, que l'on opère dans un fauteuil mécanique, qui marchent quelque peu avant de se rendre à leur lit, on devra avoir plus de tendance à faire l'iridectomie, car les mouvements qu'ils font ne peuvent que trop souvent faire bailler les lèvres de la plaie cornéenne et favoriser un prolapsus de l'iris.

Les malades qui ne sont pas parfaitement soignés, dont on ne pourra renouveler soi-même le pansement, ceux-là sont justiciables de l'iridectomie.

La température extérieure a même son importance, dans ces cas, M. Bettremieux rapporte dans sa thèse que M. de Wecker, pendant les chaleurs excessives de l'été de 1885, a fait à tous ses malades une iridectomie, car ceux-ci avaient tendance à enlever leur pansement, malgré les plus vives recommandations.

Indications dépendant de l'état du malade. — Pour le professeur Panas et M. Bettremieux, le fait seul d'un œil perdu, fut-ce des suites d'une cataracte n'est pas une indication de faire l'iridectomie ; il nous semble cependant que dans certains cas, quand le premier œil opéré a été perdu par suite d'irido-choroïdite suppurative, il est plus prudent d'avoir recours à l'iridectomie pour opérer le second.

Quant aux mauvais états généraux, aux malades atteints de diabète ou d'affection du foie, nous croyons également que l'on peut fort bien les opérer sans iridectomie.

Il n'en est pas de même pour les vieillards d'un âge très avancé, qui sont souvent irritables, indociles au premier chef ; chez eux, de même que chez les aliénés, les femmes trop nerveuses, hystériques, il faudra, de toute nécessité, pratiquer l'iridectomie ; c'est l'avis de beaucoup d'ophtalmologistes.

De même chez les sourds, qui la plupart du temps sont des individus d'un caractère très acariâtre, l'iridectomie est indiquée.

On comprend qu'elle s'impose chez les personnes atteintes d'affections chroniques des voies respiratoires, les catarrheux, les emphysémateux ; chez eux le séjour forcé au lit qu'on impose aux cataractés au moins pendant quarante-huit heures, ne fera qu'augmenter leurs quintes de toux et prédisposer aux hernies de l'iris.

Enfin, si, dans des cas fort rares d'ailleurs maintenant grâce à l'emploi de la cocaïne, on opère avec le chloroforme, il sera bon de faire une petite iridectomie au cas où se produiraient des vomissements pendant l'opération.

Indications tenant à l'œil opéré. — Il n'est pas rare que l'on commence une opération de cataracte avec l'intention de faire une extraction simple à lambeau et l'on fait à son grand regret une iridectomie c'est ce que nous serions tentés d'appeler l'*iridectomie opportuniste*.

Dans la plupart des observations que nous citons, l'iridectomie a été pratiquée dans ces conditions, elle s'est imposée par suite de l'opération.

On a souvent tendance à faire une trop petite incision ; dans ces cas, le cristallin, si le noyau est volumineux, ne peut sortir, et il faut exciser l'iris.

M. Galezowski (*Etude sur les cataractes et leur traitement. Recueil d'ophtalmologie, 1880*) fait l'iridectomie dans les cas suivants :

1° Quand l'iris se porte sur le couteau.

2° Dans les cataractes traumatiques avec synéchies postérieures.

3° Dans le cas où l'iris coiffe le cristallin.

4° Quand il a été déchiré par la sortie du cristallin dur et volumineux.

Tous les chirurgiens, nous le pensons, font de même lorsque les cas que nous citons se présentent au moment de l'opération.

Nous ajouterons que lorsqu'on croit que beaucoup de masses corticales restent dans la chambre antérieure, une petite iridectomie facilite beaucoup leur expulsion c'est l'avis de Jeaffreson, de Newcastle et de Ch. Bell Taylor (voir *Lancet*, 1886).

M. le Dr Fieuzal ne fait plus l'iridectomie, de propos délibéré, que dans les cas de cataractes avec synéchies postérieures. Un cas où l'excision de l'iris s'impose, c'est lorsque malgré tous les soins appropriés, l'iris vient bâiller entre les lèvres de la plaie, il faut alors ne pas hésiter à cette mutilation de l'iris, et retrancher tout ce qui dépasse l'incision, de plus, il faudra instiller de l'ésérine à hautes doses; c'est d'ailleurs ce que l'on doit faire après chaque opération.

Nous ne saurions trop insister sur cette nécessité de l'iridectomie quand l'iris rentre mal; il faut agir lentement et patiemment, et lorsque les masses corticales sont toutes expulsées, grâce à des frictions faites sur l'œil, de bas en haut, au moyen de la paupière inférieure, il faut veiller à l'iris et ne commencer le pansement que lorsqu'il se sera produit un myosis très marqué. Dans ces cas très nombreux où la pupille était devenue punctiforme, nous n'avons jamais observé à la suite de hernie de l'iris.

On sait, en effet, que la hernie de l'iris est la crainte constante des ophtalmologistes. Cette complication, qui n'est que trop fréquente, vient ternir les brillants résultats de l'opération à lambeau; il vaut mieux faire l'iridectomie, mal nécessaire dans bien des cas, que de s'exposer au prolapsus irien qui souvent comprometttra totalement une opération bien exécutée.

CHAPITRE IV

RÉSULTATS DE L'IRIDECTOMIE

En lisant les auteurs, on est étonné de voir combien les statistiques manquent de détails à cet égard. On parle bien timidement des insuccès, mais on ne dit pas à quelles causes les attribuer; nous sommes convaincus que la hernie de l'iris est bien plus fréquente qu'on ne veut bien le dire ; quant à nous, nous en avons observé un certain nombre, mais il nous a paru inutile, pour divers motifs, de publier ces observations.

Si l'on prend en bloc les succès et les insuccès, nous voyons dans le *Traité d'ophtalmologie* de de Wecker et Landolt que, dans une période de dix années, de 1875 à 1885, M. de Wecker a eu sur :

2,200 malades opérés *avec* iridectomie, 95.9 pour cent de succès, 0.77 pour cent d'insuccès.

Sur 484 malades opérés pendant la même période d'années, de 1875 à 1885 ,sans iridectomie :

Il a eu 93.18 pour cent de succès et 0.82 pour cent d'insuccès.

On voit donc que l'avantage reste à l'extraction combinée avec iridectomie.

Nous ne voulons pas conclure de cette statistique qu'on doit faire l'iridectomie quand même ; loin de nous cette pensée ; mais nous la croyons, nous ne saurions trop le répéter, *un mal nécessaire* dans bien des cas, et cela pour éviter le principal accident qui fait échec à l'extraction simple, nous voulons dire la hernie de l'iris.

Voici d'ailleurs les réflexions que suggère à M. de Wecker l'extraction combinée à petit lambeau (Voir *Traité d'ophtalmologie*, tome II, page 1014).

« Il y a une dizaine d'années que nous pensions avoir franchi complètement la période des procédés combinés ; mais il fallait bien se convaincre, comme nous le sommes encore actuellement, que la généralisation absolue des procédés simples n'était pas pratique et profitable chez tous les malades ». M. de Wecker pensait que l'extraction simple faisait courir des chances de complications glaucomateuses, quand la pupille n'était pas parfaitement centrale et ronde ; mais il a observé plusieurs cas de glaucome chez des opérés offrant une excision tout à fait correcte de l'iris, sans le moindre enclavement ou accolement du diaphragme iridien à la plaie.

Néanmoins, M. de Wecker garde dans certains cas les procédés combinés pour trois puissantes considérations.

« 1° Réduction de l'iris, si difficile parfois chez les malades avec des yeux à tension élevée, ou qui avaient fait accroître cette tension par leur indocilité pendant l'opération ;

« 2° Inquiétude dont on est poursuivi, même si on a eu une réduction de l'iris, lorsque ces malades ne conservaient pas un repos absolu et déplaçaient facilement leur pansement ;

« 3° La difficulté, incontestablement plus grande, de faire sortir toutes les masses corticales, principalement pour des cataractes non mûres. »

M. de Wecker, grâce à la combinaison de l'ésérine à la cocaïne fait plus d'extraction simple qu'avec iridectomie, mais il est d'avis qu'il faut réserver 25 à 30 0/0 des cas, où l'on est obligé de faire l'iridectomie ; car il faut faire l'iridectomie :

1° Chez les malades indociles ou ceux qui sont incapables de garder quarante-huit heures un repos complet.

2° Pour les cataractes non mûres où l'on prévoit un nettoyage laborieux ».

Ces idées sont absolument les nôtres, nous estimons que, dans un bon quart des cas, il faut se résoudre à sacrifier une portion d'iris. M. Bettremieux croit qu'on peut garder l'iris intact quatre fois sur cinq ; nous croyons son chiffre trop élevé.

Reproches faits à l'iridectomie.

D'ailleurs il nous semble qu'on a exagéré les désavantages de l'iridectomie.

On dit que le colobome artificiel, résultant de l'iridectomie n'est masqué que d'une façon incomplète ; mais si l'on excise une très petite portion d'iris, la paupière supérieure masque très bien la difformité qui d'ailleurs est légère. Les malades sont souvent éblouis par une lumière trop vive et il a y des cercles de diffusion ; mais, comme le fait remarquer M. Abadie, ces conséquences fâcheuses pour l'acuité visuelle sont bien peu importantes, puisque dans un grand nombre de cas une correction exacte de la réfraction a rendu l'acuité normale.

Le plus grand reproche que l'on puisse faire à l'iridectomie, c'est de nécessiter la présence d'un aide ; cela est vrai, mais il serait peut être possible de faire d'une main l'iridectomie au moyen de la pince-ciseaux, comme le fait Chibret, de Clermont ; malheureusement la manœuvre opératoire est difficile et demandé une grande habitude.

Avantages de l'iridectomie.

A nos yeux, le plus grand avantage de l'iridectomie c'est qu'elle prévient la hernie de l'iris, qui est la complication la plus fréquente de toutes les extractions simples. Quand, pour une cause quelconque, on soupçonnera seulement la possibilité du prolapsus irien, on n'hésitera pas à exciser l'iris, car il vaut mieux sacrifier la beauté problématique du résultat opératoire à la certitude de bien faire dans l'intérêt du malade.

CONCLUSIONS

II. — Les indications de l'iridectomie dans la cataracte sont assez nombreuses, puisqu'elles représentent le quart des cas environ.

II. — L'iridectomie faite de propos délibéré quand on fait l'extraction est assez rare; elle sera commandée par les circonstances extérieures et par l'état du malade.

III. — L'iridectomie imposée par les circonstances mêmes de l'opération est beaucoup plus fréquente et son opportunité s'imposera chaque fois que, pour une cause quelconque, on n'aura pas pu avoir une réduction parfaite de l'iris. Elle sera la sécurité de l'opération car elle *évitera, si elle est bien faite, la hernie de l'iris.*

IV. — Un des grands avantages de l'iridectomie, c'est que cette manœuvre opératoire supprime, dans beaucoup de cas, les opérations secondaires qui sont, au contraire, assez fréquentées après l'extraction simple à lambeau. En outre, toutes les opérations secondaires sont bien autrement faciles à travers la brèche irienne, tandis que, lorsque l'iris est intact, on risque fort de le blesser en intervenant à nouveau.

V. — De plus, il nous a semblé que, dans l'extraction combinée, les malades restaient moins longtemps hospitalisés ; c'est là un fait qui a sa valeur au point de vue utilitaire ; nous croyons que cela tient à la plus grande rapidité de la guérison et au nombre très restreint des complications qui surviennent quand on a fait l'iridectomie.

VII. — Au contraire dans l'extraction simple à lambeau les complications n'étant pas rares, nous avons vu les malades rester une moyenne de douze à quinze jours, voire même un mois dans certains cas. Il est vrai que parfois, quand l'opération a parfaitement réussi, on peut faire sortir ces malades dès le 5e ou le 6e jour, mais le fait est très rare, et il ne faut pas compter avec les exceptions.

Dans les observations fort courtes que nous citons, la moyenne de l'hospitalisation est d'une semaine.

VIII. — Nous conclurons en disant que tant qu'on n'aura pas trouvé de remède, par un procédé opératoire quelconque, à la hernie de l'iris, il faudra conserver l'iridectomie dans nombre de cas que nous évaluons à un bon quart ; sinon l'on s'expose à de cruels déboires.

OBSERVATIONS

Observation I

Madame Brand..., âgée de 60 ans, n'a pas d'antécédent à signaler. Bonne santé habituelle ; l'œil gauche a commencé à se perdre il y a un an ; il y a 6 mois la vue s'est affaiblie notablement ; elle vient à la clinique des Quinze-Vingts le 16 novembre 1886. On l'opère de son œil gauche avec une petite iridectomie. Pansement antiseptique.

Le 20, c'est-à-dire quatre jours après l'opération, la cicatrisation est déjà faite, il n'y a pas de douleurs oculaires ; le lendemain la malade part après seulement 5 jours d'hospitalisation avec + 11 dioptries convexes, elle a V = 1/8.

Observation II

M. Bert..., équarisseur, âgé de 68 ans, jouissant d'une bonne santé habituelle, n'a pas d'antécédents pathologiques à signaler ; il vient à la clinique des Quinze-Vingts pour une cataracte sénile de l'œil droit remontant à quelques mois.

Bonne perception lumineuse.

On l'opère le 22 novembre 1886 ; le cristallin est fort volumineux, et l'on fait une iridectomie incomplète pour faciliter son extraction.

25 novembre. Pupille nette, cicatrisation faite, chambre reformée.

Le 30, exeat le 8e jour.

Observation III

Madame Vinc..., âgée de 77 ans, est venue pour la première fois à la clinique des Quinze-Vingts, le 27 avril 1886, pour une cataracte sénile de l'œil droit compliquée de larmoiement; on soigne d'abord le larmoiement, puis le 22 novembre la vue baissant de plus en plus, on opère la malade de l'œil droit; l'iris faisant hernie et rentrant difficilement, on fait l'iridectomie.

Le 25 novembre, la cicatrisation est faite; pas de douleurs, chambre reformée; il existe un léger trouble au niveau du colobome irien.

Le 27, la pupille est nette.

Exeat le sixième jour après l'opération.

Observation IV

Peguig... Pierre, âgé de 56 ans, sa vue s'affaiblit depuis 5 ans, il est myope; l'œil droit et l'œil gauche sont atteints de cataracte.

On opère le 22 novembre 1886 l'œil gauche, kératotomie supérieure normale, puis iridectomie; après la sortie du cristallin, la cornée s'affaisse complètement, l'humeur aqueuse se reforme très lentement.

27 novembre. La cicatrisation est faite; chambre reformée; pupille nette.

Le 30. Exeat le 8e jour après l'opération.

Observation V

Irido-choroïdite de l'œil. — Cataracte. — Extraction avec iridectomie.

Mlle Herr... Marie, 30 ans, cuisinière, a été atteinte, il y a environ six mois d'une irido-choroïdite pas soignée ; elle se présente à la clinique des Quinze-Vingts dans le mois de novembre, et l'on constate dans l'œil gauche une cataracte, des adhérences iriennes, la pupille est en trèfle, ne se dilate pas par l'atropine.

On l'opère le 22 novembre de son œil gauche, atteint de cataracte molle.

Petite incision ; mais large iridectomie, l'extraction a été laborieuse, on a fait usage de la curette.

Le 25. Pas de réaction inflammatoire, malgré l'ancienne irido-choroïdite, cicatrisation forte ; pupille nette.

Le 29. Exeat le septième jour après l'opération.

Nous sommes persuadés que dans ce cas particulier, si l'on n'avait fait l'iridectomie, des complications d'irido-choroïdite étaient à craindre et le résultat compromis.

Observation VI

Discission antérieure.

Guill..., âgé de 29 ans, a une cataracte de l'œil droit qui remonte à trois ans environ. Pas d'antécédents à signaler ; à cette époque M. Abadie lui a fait une discission.

Le 19 novembre 1886, on l'opère à la clinique des Quinze-

Vingts. Kératotomie supérieure, puis iridectomie, la capsule étant très épaisse est enlevée avec des pinces ; pas d'issue du corps vitré.

Le 22. Cicatrice est un peu lâche ; pas de réaction. Pupille nette.

Le 29. Exeat le 10e jour après l'opération.

Observation VII

M. Mig..., âgé de 59 ans, n'a pas d'antécédents à signaler ; la vue s'affaiblit depuis plusieurs mois.

On l'opère à la clinique des Quinze-Vingts, le 8 novembre 1886, de l'œil gauche atteint de cataracte sénile.

Kératotomie supérieure, avec iridectomie.

10 novembre. Le malade n'a pas de douleurs. Etat satisfaisant.

Le 11. Cicatrisation faite, chambre reformée. Atropine.

Le 15. Exeat le 7e jour après l'opération.

Observation VIII

Mme Caq..., est opérée à la clinique des Quinze-Vingts, le 16 novembre 1886, d'une cataracte sénile de l'œil gauche. Kératotomie supérieure avec iridectomie.

Le 20. La cicatrisation est faite, mais il existe de nombreuses masses corticales.

Le 23. Discission.

Le 25. Etat satisfaisant, mais toujours quelques masses.

Le 27. Exeat le onzième jour après l'opération.

La malade avait été opérée quelque temps auparavant

de l'œil droit, mais alors sans iridectomie, la guérison s'était effectuée en sept jours sans incident.

Observation IX

Mme Marj..., âgée de 62, sans antécédents à signaler, est atteinte d'une cataracte sénile de l'œil droit ; le début remonte à deux ans.

Elle est opérée à la clinique des Quinze-Vingts.

Le 23 novembre 1886. Kératotomie supérieure, iridectomie, Extraction normale.

Le 26. La cicatrisation est faite; pupille nette; chambre reformée.

Le 28. Exeat le 6e jour après l'opération.

Observation X

M. Cart... est atteint de larmoiement des deux yeux, et d'une cataracte sénile.

On soigne d'abord son larmoiement, et après guérison on l'opère de sa cataracte, le 26 novembre 1886.

Kératotomie supérieure, iridectomie.

28 novembre. La cicatrisation est déjà faite ; chambre reformée; pupille nette.

Le 30. Etat satisfaisant, carré de soie.

3 décembre. Exeat le huitième jour après l'opération.

Observation XI

Mme Turq..., sans antécédents à signaler; bonne santé habituelle; sa vue faiblit depuis plusieurs mois; elle entre à la clinique des Quinze-Vingts le 26 novembre et on l'opère d'une cataracte sénile de l'œil droit. Kératotomie supérieure. Iridectomie.

29 novembre. La cicatrisation est faite; chambre reformée; pupille nette.

3 décembre. Exeat le huitième jour après l'opération.

Observation XII

Mlle Lest... est atteinte d'une cataracte sénile de l'œil droit, dont le début remonte à environ un an; il n'y a rien à signaler dans ses antécédents. Elle entre à la clinique des Quinze-Vingts le 1er décembre; on l'opère ce même jour.

Kératotomie supérieure avec iridectomie.

3 décembre. La chambre est reformée; la cicatrisation est faite; pupille pas très nette. Il y a des masses corticales.

Le 5. Etat satisfaisant, résorption partielle des masses.

Le 9. Exeat le neuvième jour après l'opération.

Observation XIII

M. Drianc..., âgé de 70 ans, n'a pas d'antécédents à signaler; il est atteint d'une cataracte sénile de l'œil droit.

On l'opère à la clinique des Quinze-Vingts, le 3 décembre 1886. Kératotomie supérieure avec iridectomie.

5 décembre. La cicatrisation est faite; chambre reformée; pupille nette.

Le 8. Etat satisfaisant. Plus de pansement; carré de soie.

Le 10. Exeat le huitième jour après l'opération.

Observation XIV

Mme Bouq... est atteinte d'une cataracte sénile de l'œil gauche, dont le début remonte à 7 mois environ.

On l'opère à la clinique des Quinze-Vingts le 3 décembre 1886.

Kératotomie supérieure avec iridectomie.

5 décembre. Chambre reformée. Pupille nette.

Le 9. Plus de pansement, carré de soie.

Le 11. Exeat le neuvième jour après l'opération.

INDEX BIBLIOGRAPHIQUE

A. VON GRAEFE. — *Ueber die lineare Extraction der Linsenstaare.* (Archiv für Ophtal. 1855).

SCHUFT. — *Die Auslöffelung des Staares. Ein neues Verfahren.* Berlin, 1860.

MOOREN. — *Die verminderten Gefähren einer Hornhaut-vereiterung bei der Staarextraction.* Berlin, 1863.

JACOBSON. — *Ein neues und gefahrloses. Opération verfahren zur heilung des grauen Staares.* Berlin, 1863.

CRITCHETT. — *De l'Extraction de la cataracte au moyen de la curette*, in Annales d'oculistique, 1864.

F. FOLLIN. — *Examen critique de quelques nouveaux procédés opératoires*, in Archives générales de médecine, tome I, p. 212, 1866.

A VON GRAEFE. — *Du traitement de la cataracte par l'extraction linéaire modifiée* (Traduction de Meyer, 1866).

R. LIEBREICH. — *Cataracte*, in Nouveau dictionnaire de médecine et de chirurgie pratiques. T. 6, 1867.

DE LUCÉ. — *Des méthodes d'extraction de la cataracte.* Paris, 1868.

L. de WECKER. — *Des nouveaux procédés opératoires de la cataracte*, in Annales d'oculistique, 1868.

DESMARRES (Alph.). — *Des applications de l'iridectomie au traitement de la cataracte.* Thèse, 1866, p. 95.

HART. — *Clinical lectures on cataract with references to improved methodes of diagnosis and treatment*, in Lancet.

Matriar (G.). — *Des indications de l'opération de la cataracte et du choix de la méthode opératoire*. Thèse. 1866.

Sichel. — *Extraction de la cataracte*. Gazette des hôpitaux, 1860, nos 20 et 23.

Demarquay. — *Kératotomie supérieure, procédé sous-conjonctival et iridectomie*. Gazette des hôpitaux, 1861.

Serres. — *Opération modifiée de la cataracte*. Gazette hebdomadaire, 1861, n° 38.

Coursérant. — *Incision de l'Iris dans la Kératotomie supérieure*. Gazette des hôpitaux, 1862, n° 132.

Carter (Rob.). — *Les nouveaux procédés d'extraction de la cataracte*. Medical Times and Gazette, 24 octobre 1864.

Hays. — *Remarks on Cataract*. American Journal of Medical Sciences, juillet 1863.

Jacobson. — *Ueber die Kataract, operation mit Lappenschnitt*, archiv für ophtalmologie. Tome 9, 1864.

Ch. Bell Taylor. — *De l'extraction de la cataracte*. Brit. medical journal, 12 novembre 1864.

Sichel. — *Du mode opératoire qui convient le mieux aux cataractes capsulaires centrales*. Bulletin de thérapeutique, 1866.

Ed. Meyer. — *Du nouveau procédé de von Graefe pour l'extraction de la cataracte*. Union médicale, 1867.

Paoli. — *Del metodo operativo preferibili in vari casi di cataralta*. Firenze, 1867.

Tersan. — *De la Cataracte, analyse critique et indications des anciens et nouveaux procédés opératoires*. Toulouse 1857.

Agnew. — *20 cas d'extraction avec Iridectomie et emploi de la curette*, 1868.

Liebreich. — *Nouveau procédé d'Extraction de la cataracte*. Paris, 1872.

Warlomont. — *Cataracte*, in Dictionnaire encyclopédique des Sciences Médicales, 1872.

Ch. Bell Taylor. — *On Extract of Cataract*, in Medical Times and Gazette, 1872.

Warlomont. — *Des procédés d'extraction de la cataracte*, in Annales d'oculistique, 1874.

Baudry. — *Des principaux procédés d'extraction de la cataracte.* Thèse de Paris, 1873.

L. de Wecker. — *Sur un nouveau procédé opératoire de la cataracte*, in Annales d'oculistique, 1875.

F. Humblot. — *Du choix de la méthode dans l'opération de la cataracte.* Thèse de Paris, 1875.

Finlay. — *Procédé d'extraction de la cataracte*, in Annales d'oculistique, 1876.

H. Pagenstoecher. — *Die operation des Grauen Staares in der geschlosseuen Kapsel.* Wiesbaden, 1877.

H. Courserant. — *Réflexions sur l'opération de la cataracte chez les diabétiques*, 1878.

Galezowski. — *Perfectionnement du procédé opératoire de la cataracte*, 1878.

Galezowski. — *Etude sur les cataractes*, in Recueil d'ophtalmologie, 1880.

Galezowski. — *Nécessité d'abandonner l'excision de l'iris dans l'extraction de la cataracte* (Société de chirurgie, séance du 27 décembre 1882, rapport de M. Terrier).

Abadie. — *Choix du procédé pour l'opération de la cataracte sénile ordinaire*, in Traité des maladies des yeux, 1884.

Maklakoff, de Moscou. *Sur la cataracte.* Archives d'ophtalmologie, 1884.

Chibret. — *Etude sur l'opération de la cataracte*, in Archives d'ophtalmologie, 1884, p. 248.

Cuignet. — *Accidents après la cataracte*, in Recueil d'ophtalmologie, Mai 1886.

Perrin. — *Comptes rendus de l'Académie de médecine*, Janvier 1886.

Panas. — *Passé et présent de la cataracte*, in Semaine médicale, 1886.

Sauvage. — *Etude sur l'extraction à lambeau périphérique sans iridectomie.* Thèse de 1883.

HODGES. — *Iridectomie préliminaire dans l'opération de la cataracte* (in British medical Journal, t. 11, p, 424).
C. JEAFFRESON. — *Lectures on cataract.* Lancet, 1886.
CH. BELL TAYLOR. — *Lectures on cataract.* Lancet, mai 1886.
BETTREMIEUX. — *Etude sur la cataracte.* Thèse, Paris, 1885.

TABLE DES MATIÈRES

HAVRE. — IMPRIMERIE DU COMMERCE, 3, RUE DE LA BOURSE.

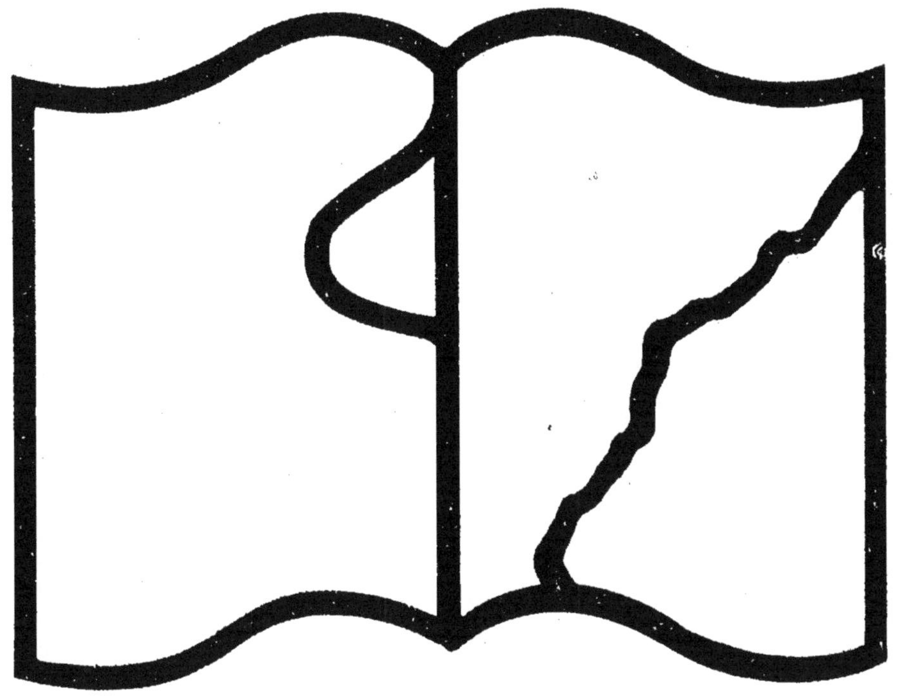

Texte détérioré — reliure défectueuse

NF Z 43-120-11

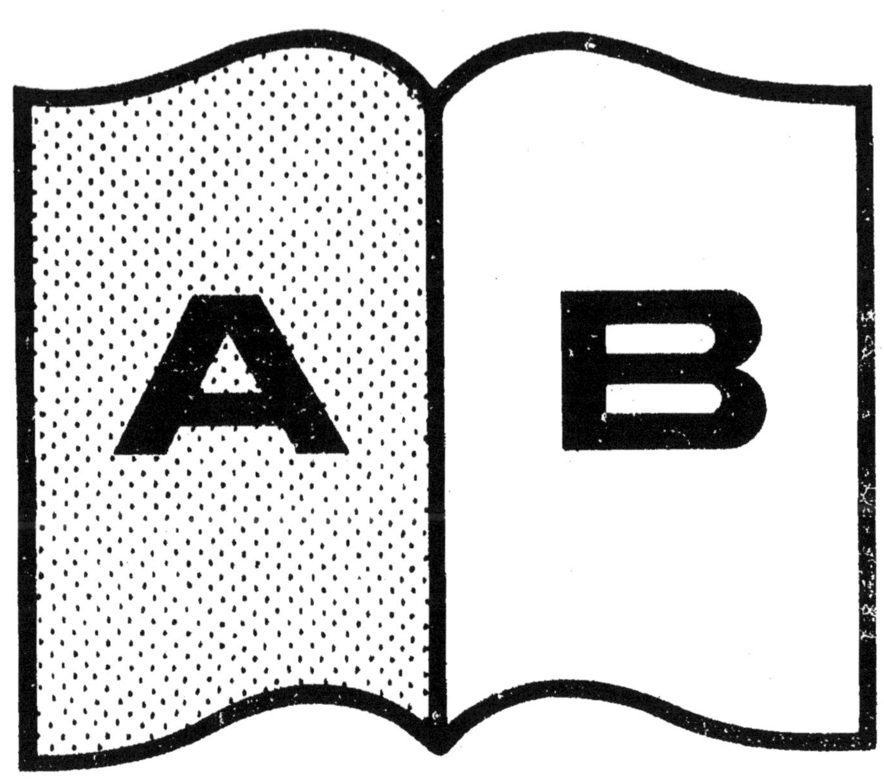
A
B

www.ingramcontent.com/pod-product-compliance
Ingram Content Group UK Ltd.
Pitfield, Milton Keynes, MK11 3LW, UK
UKHW021122230726
13926UKWH00002B/602

9 782016 127261